T. Karthikeyan

Tratamento fisioterapêutico com tapping do joelho com OA

T. Karthikeyan

Tratamento fisioterapêutico com tapping do joelho com OA

Fisioterapia músculo-esquelética

ScienciaScripts

Imprint

Cover image: www.ingimage.com

This book is a translation from the original published under ISBN 978-620-6-77123-4.

Publisher:
Sciencia Scripts
is a trademark of
Dodo Books Indian Ocean Ltd. and OmniScriptum S.R.L publishing group

120 High Road, East Finchley, London, N2 9ED, United Kingdom
Str. Armeneasca 28/1, office 1, Chisinau MD-2012, Republic of Moldova, Europe
Printed at: see last page
ISBN: 978-620-7-65901-2

Dr. T. Karthikeyan, MPT, Doutoramento, D.SC (Reabilitação Médica)

(Aptidão física, testes físicos, especialista em prescrição)
(Académico proeminente, investigador, educador
Reabilitação
& Cuidados Funcionais),
Professor Associado/Chefe /
Antigo reitor/presidente
(Fisioterapia/Farmácia/Departamento de Assistência aos Estudantes)
Universidade de Gurugram
Sector 51
Jardim Mayfield
Gurugram-122003
Haryana
Índia
Telemóvel: - +91-9448343356,
Correio eletrónico:- karthik77in@yahoo.co.in
dr.t.karthikeyan@gurugramuniversity.ac.in,
drkarthiknimhans@gmail.com

Índice

RECONHECIMENTO

Antes de mais, gostaria de agradecer a **Deus Todo-Poderoso** pela sua orientação ao longo da minha carreira. Este projeto foi uma grande experiência de aprendizagem para mim.

Dinesh Kumar, Hon Vice Chancellor, meu guia académico e modelo, pelo seu apoio oportuno, orientação constante e encorajamento inabalável ao longo do meu estudo.

Expresso a minha sincera gratidão ao **Prof. S.C Kundu**, Professor, guia DAA, pelo seu apoio administrativo constante ao longo do meu estudo.

Expresso a minha sincera gratidão ao **Dr. Dr. Rajiv Kumar Singh**, Registrador-guia, pelo seu constante apoio administrativo ao longo do meu estudo.

Tenho o dever de agradecer sinceramente à minha amada esposa, **Sra. Krishna Veni**, aos meus filhos **Sai Ghayathri K**, aos meus pais e à minha sogra pelo seu amor, apoio, motivação e orações que fizeram desta viagem uma jornada abençoada.

Os meus agradecimentos especiais e sinceros aos meus sujeitos, pelo seu precioso tempo e apoio, sem os quais este estudo não poderia ter sido bem sucedido.

INTRODUÇÃO

A osteoartrite é um problema comum a muitas pessoas após a meia-idade. A osteoartrite é por vezes referida como artrite degenerativa ou de desgaste. A osteoartrite pode resultar de uma lesão no joelho numa fase anterior da vida. As fracturas que envolvem a superfície das articulações, a instabilidade causada por rupturas dos ligamentos e as lesões meniscais podem causar um desgaste anormal da articulação do joelho. Nem todos os casos de osteoartrite estão relacionados com lesões anteriores, no entanto, a investigação demonstrou que algumas pessoas são propensas a desenvolver osteoartrite e esta tendência pode ser genética.

O principal problema da osteoartrite é a degeneração da cartilagem articular que cobre a articulação, principalmente a articulação patelo-femoral. As características da artrite da articulação patelo-femoral incluem o desalinhamento e o mau alinhamento da patela. A artrite patelo-femoral é a segunda queixa músculo-esquelética mais comum apresentada ao fisioterapeuta. Uma vez que a osteoartrite afecta mais os idosos do que qualquer outro grupo etário. O aumento do número de pessoas idosas pode contribuir para um aumento significativo até ao ano 2020. É necessário um tratamento simples e pouco dispendioso para doenças comuns como a osteoartrite do joelho, que não constitui uma ameaça à vida, mas pode causar anos de dor e incapacidade a um grande número de pessoas na comunidade. As intervenções pouco dispendiosas que dão aos doentes algum controlo sobre os seus sintomas são particularmente atractivas. Se forem eficazes, poderão reduzir os encargos financeiros destes doentes e melhorar a sua qualidade de vida.

Relatórios recentes têm enfatizado a importância do compartimento femoral da rótula. Na osteoartrite do joelho, a doença desta parte da articulação pode causar dor, particularmente quando o doente está a usar escadas, agachado ou ajoelhado. Pensa-se que o desalinhamento da rótula, com a consequente distribuição anormal da força na faceta lateral, seja a causa destes sintomas. A aplicação de fita adesiva na patela para a puxar medialmente, seguida de exercícios para o quadríceps, pode constituir uma abordagem terapêutica simples.

Meça.

Por conseguinte, o objetivo deste estudo é tentar descobrir o efeito da aplicação de fita adesiva medial à rótula na osteoartrite primária crónica do joelho com envolvimento patelofemoral, juntamente com um tratamento padronizado, proporcionando assim uma diminuição tremenda da dor e proporcionando um joelho quase normal para o bem-estar do doente.

REVISÃO DA LITERATURA

2.1 Registo histórico

(Peyron e Altman, 1973)

Estudos britânicos revelaram que 2,3% dos homens e 1,3% das mulheres no ativo tiveram de se reformar devido à osteoartrose; uma perda de 4,7 milhões de dias de trabalho em 1974.

2.2 Registo paleopatológico

A seguir às condições traumáticas, a artrite é a condição patológica mais antiga e mais difundida registada na paleopatologia. Reconhecida pela primeira vez no Dinossauro, a artrite tem sido contínua ao longo da história. Nos hominídeos, a artrite crónica foi observada desde o tempo do homem de Neandertal. (por exemplo, o homem de La Chapelle- aux-Saints). Estudos de esqueletos do período saxónico e romano do início da Inglaterra mostraram alterações consistentes com osteoartrite em pelo menos metade dos espécimes.

2.3 Epidemiologia

(Antoine Helewa, 1996)

Os estudos epidemiológicos mostram uma forte associação entre a osteoartrite e o desgaste, a imobilização prolongada, a pressão contínua, as anomalias anatómicas da carga de impacto e a lesão articular inflamatória prévia. Não foi encontrada qualquer associação entre a corrida de longa distância e a evidência clínica de osteoartrite nas extremidades inferiores. A literatura sugere que o peso corporal está positivamente associado à osteoartrite do joelho, mas não foi claramente identificada uma relação de causa e efeito entre a osteoartrite e a obesidade.

2.4 Prevalência

(Joan M. Walker, 1996)

A prevalência varia de 4% entre os 18-24 anos a 85% entre os 75-79 anos, com uma média global de 37%.

(Joan M. Walker ,1996)

É mais frequente nos homens com idade inferior a 54 anos, mas a relação entre os sexos inverte-se a partir daí. O envolvimento moderado ou grave é mais prevalente nas mulheres do que nos homens em 6% após o ajustamento para a idade. Não foram encontradas diferenças raciais ou entre zonas urbanas e rurais.

2.5 Patogénese da osteoartrite

(InstallJ, Falvo,KA e wise DW,1976)

As alterações da cartilagem na faceta medial da patela da articulação patelo-femoral são mais comuns, mas as alterações encontradas na faceta lateral são mais frequentemente um progresso para a osteoartrite.

(Freeman,1975, Maroudas,1976)

À medida que as superfícies articulares se tornam cada vez mais mal posicionadas e a articulação instável, a cartilagem no bordo da articulação volta às actividades mais jovens de crescimento e formação de osteófitos.

2.6 Biomecânica da articulação patela-fémur

(Liet FJ,Perry J,1968)

Estudaram a posição da patela no joelho totalmente estendido ou neutro e descobriram que esta se encontra no sulco femoral, que está relacionado com o comprimento do tendão patelar.

(Ficat)

As estruturas transversais e longitudinais influenciam a estabilidade lateral da patela e a sua posição no sulco femoral e a manutenção do patellartracking ou trajeto da patela à medida que desliza pelos côndilos femorais dentro da incisura intercondilar.

(Kaplan,1962)

A tração do quadricípite e a tração do ligamento patelar formam um ligeiro ângulo entre si, produzindo uma ligeira força lateral na patela e aumentando assim a compressão nas facetas laterais, uma vez que empurra com mais força o lábio lateral do sulco femoral (em extensão do joelho) ou o aspeto lateral da incisura intercondilar (em flexão do joelho).

(Goodfellow JW, Hungerford DS, Woods C, 1976)

A incapacidade da patela para deslizar, inclinar ou rodar adequadamente de acordo com a rotação do joelho pode levar à restrição da amplitude de movimento da articulação do joelho, à instabilidade da articulação patelo-femoral ou à dor causada pela erosão das superfícies patelo-femorais.

(HungerfordDS,Barry M,1979)

O aumento da flexão do joelho e da atividade do músculo quadricípite observado na subida de escadas ou na corrida em colinas pode aumentar a força de reação da articulação patelofemoral para 3,3 vezes o peso corporal a 60 graus de flexão. A força de reação da articulação pode atingir 7,8 vezes o peso do corpo a 130 graus de flexão do joelho em actividades como as flexões profundas do joelho, quando a flexão do joelho é extrema e é necessária uma forte contração do quadricípite. Isto produz compressão articular na articulação patela-fémur em geral e na faceta medial especificamente.

2.7 Diagnóstico da osteoartrose

(Dieppe e Rogers)

Fazer um diagnóstico de osteoartrite apenas com base na evidência de osteófitos, uma vez que estes, por si só, podem refletir alterações do envelhecimento.

2.8 Gestão da fisioterapia

2.8.1 Efeito da gestão pré-histórica

(Palmer,1942)

A utilização de effleurage, amassamento e petrissage no tratamento da osteoartrite foi efectuada, mas foi observado que as fricções devem ser evitadas nas margens articulares da articulação, uma vez que podem causar dor e irritação. Os movimentos devem ser activos e realizados dentro dos limites da dor.

(Arrumado)

Utilização de loções evaporativas como a loção de chumbo ou a loção de chumbo ou de ópio, faradismo, calor radiante e banhos de hidromassagem. Não são aconselhados movimentos forçados. No entanto, a manipulação é recomendada se a rigidez não responder à terapia tradicional. A massagem é igualmente recomendada.

2.8.2 Efeitos da terapia pelo calor

(Kalber Moflet JA,et al,1996)

A eficácia do pulso de ondas curtas no alívio da dor na osteoartrite do joelho em 92 pacientes para um dos 3 grupos de controlo de tratamento mostrou que os pacientes a quem foi dada a aplicação de placebo tendem a reportar mais benefícios do que o tratamento ativo. 9 sessões de tratamento foram fornecidas ao longo de um período de 3 semanas, cada aplicação com a duração de 15 minutos.

(Quick,et al,1985)

A combinação da terapia térmica com os exercícios para o quadríceps no tratamento da artrose patelo-femoral revelou-se benéfica.

(Chamberlain,et al,1982)

Foi efectuada uma comparação entre a diatermia contínua de ondas curtas e o exercício e o exercício isolado, tendo-se verificado que ambos eram igualmente eficazes no alívio dos sintomas. No entanto, quatro semanas após o tratamento, o efeito só se manteve às 12 semanas nos doentes que continuaram a fazer exercício, o que sugere que o exercício pode ter sido a intervenção mais eficaz.

(Hamilton DE, et al, 1959)

Tratamento da artrose patelo-femoral com diatermia de ondas curtas durante 20 minutos, 3 vezes por semana, radiação infravermelha durante 20 minutos, 3 vezes por semana; faradismo no quadríceps durante 20 minutos, 3 vezes por semana e diatermia de ondas curtas não sintonizada durante o mesmo tempo, durante 5 meses.

2.8.3 Efeitos do exercício

(Ciências do exercício e do desporto, 1981)

O alongamento dos isquiotibiais e da banda iliotibial efectuado 5 vezes e mantido durante 20 segundos é benéfico em doentes com artrite patelo-femoral.

(Deusinger RH,1984)

Durante a fase aguda da inflamação, o exercício isométrico é bem aceite devido ao baixo aumento da pressão intra-articular e ao mínimo movimento articular envolvido.

(Vas Eijden,et al,1983)

O exercício isométrico produz uma maior quantidade de tensão no músculo do que a contração concêntrica.

(Hislop HJ,1963)

2/3 da contração máxima mantida durante 6 segundos realizada diariamente Aumenta a força em homens saudáveis.

(Fleck S,Kraemer W,1987)

O exercício isométrico pode provocar um aumento da hipertrofia muscular e da adaptação neural, conduzindo a um ganho de força.

(Fisher NM, Pedergast DR, 1991)

Numa série de artigos elegantes, demonstraram que os doentes com osteoartrite do joelho têm uma força muscular diminuída.

Posteriormente, demonstraram que, numa máquina especialmente concebida para o efeito, os exercícios isométricos de múltiplos ângulos aumentavam a força muscular, melhoravam a capacidade de realizar actividades de vida diária e diminuíam a utilização de analgésicos.

(Bruce H,Greenfield,1993)

Como orientação geral, o reforço deve ser iniciado a um nível submáximo e aumentado lentamente até ao esforço máximo à medida que o derrame articular e a inflamação desaparecem.

(Fox E, Mathews D, 1981)

Para que ocorram alterações adaptativas no músculo, como o aumento da força e da resistência, a contração isométrica deve ser mantida contra a resistência durante 6 segundos. Isto dá tempo para que o pico de tensão se desenvolva e para que ocorram alterações metabólicas nos músculos em cada contração.

2.8.4 Efeito da crioterapia

(Peter E. Wells, Bruce HG, et al, 1993)

Quando o gelo é colocado na pele do doente, ocorre um arrefecimento dramático e imediato nos tecidos superficiais, que sofrem uma queda de temperatura de 15 graus C em 2-5 minutos. O gelo reduz a dor e o espasmo muscular, aumentando assim a amplitude de movimentos.

2.8.5 Efeitos do T.E.N.S

(Angela e Nigel, 1992)

O T.E.N.S. tem sido amplamente utilizado para aliviar a dor aguda e crónica, a contração muscular pode ser obtida entre 12 e 30 Ma.

(Lewise,et al,1988)

Relatou resultados conclusivos para o ensaio de T.E.N.S. auto-administrado e placebo para 30 pacientes com osteoartrite do joelho.

2.8.6 Efeito da aplicação de fita adesiva medial

(Larsen,et al,1995)

A questão para um terapeuta não é se a fita adesiva altera as posições da patela nas radiografias, mas se o terapeuta consegue diminuir os sintomas dos doentes em pelo menos 50%, de modo a que o doente possa fazer exercício e treinar sem dores.

(Timothy, el al)

A aplicação de ligaduras no joelho reduz a dor durante o

exercício, enquanto o exercício fortalece os músculos e os tendões que estabilizam a rótula. A aplicação de ligaduras no joelho destina-se a ser uma solução temporária para a dor no joelho e nunca deve substituir o exercício que corrige a causa da dor.

(Larsen,et al,1994)

A fita medial parece impedir o deslocamento lateral da rótula que ocorre com o exercício.

(Merianne Bigler,SPT)

O taping medial é frequentemente utilizado no tratamento da dor patelofemoral com a intenção de deslocar a patela para uma posição mais óptima de alinhamento biomecânico.

(Bockrath,el al)

Determinaram que não se registaram alterações significativas nos ângulos de congruência patelo-femoral ou na rotação da patela após a aplicação da banda adesiva patelar. No entanto, relataram uma diminuição significativa da dor sentida após a aplicação da banda adesiva, tal como indicado pela Escala Visual Analógica.

(Cushnagen,et al,1994)

Encontrou uma redução de 25% na dor no joelho no grupo de idosos com osteoartrite como resultado da aplicação da banda patelar medial em comparação com a banda neutra ou lateral.

(Bockrath K,et al, Werner S,et al,1993)

A aplicação de fitas adesivas ajuda muitas vezes a aliviar o desconforto do doente e permite-lhe realizar os exercícios com mais vontade.

(Shellok,et al)

Conseguiram demonstrar que as anomalias de rastreio ocorrem em várias posições nas amplitudes de movimento da rótula femoral, utilizando a RM cinemática com carga. O seu estudo revelou que o desalinhamento patelo-femoral pode ser diminuído com uma cinta de reforço patelar, conforme medido com RM cinemática.

(Wooden, et al)

A diminuição da dor associada à aplicação de bandas adesivas pode levar a uma contração mais eficaz do quadríceps, melhorando assim a medida do resultado funcional.

(Mc Connell,1986)

A teoria predominante por detrás da utilização de Mc Connell taping é que a sua aplicação desloca a rótula para um alinhamento mais adequado, permitindo assim uma biomecânica correcta e o recondicionamento da musculatura.

(Spencer et al,1984,Stroke et al,1984)

O doente nunca deve treinar com ou através de dor ou derrame, uma vez que foi demonstrado de forma bastante conclusiva na literatura que o derrame tem um efeito inibidor na atividade muscular. Por conseguinte, está bastante bem estabelecido que a aplicação de fita adesiva medial na rótula alivia a dor em 50%.

MATERIAIS E METODOLOGIA

MATERIAIS E MÉTODOS

3.1 Objetivo

Para descobrir o efeito da aplicação de fita adesiva medial sobre a rótula na redução da dor, medida pela EVA, e na melhoria das capacidades funcionais dos doentes, medida pela Patellofemoral Joint Evaluation Scale, na osteoartrite crónica primária do joelho com envolvimento patelo-femoral.

3.2 Objectivos

a) Descobrir o efeito da aplicação de fita adesiva medial na redução da dor, medida pela EVA, em doentes com osteoartrite crónica primária do joelho com envolvimento patelofemoral.

b) Descobrir o efeito do taping medial na melhoria das capacidades funcionais, medidas pela Patellofemoral Joint Evaluation Scale, em doentes com osteoartrite primária crónica do joelho com envolvimento patelofemoral.

c) Descobrir o efeito da diatermia de ondas curtas e do exercício isométrico do quadríceps na redução da dor e na melhoria das capacidades funcionais em doentes com osteoartrite crónica primária do joelho com envolvimento patelofemoral.

d) Comparar o efeito do taping medial sobre a diatermia de ondas curtas e o exercício isométrico na redução da dor e na melhoria das capacidades funcionais em doentes com osteoartrite crónica primária do joelho com envolvimento patelofemoral.

3.3 Hipótese

a) Hipótese nula

O taping medial sobre a rótula na osteoartrite crónica primária do joelho com envolvimento patelofemoral não apresenta diferenças significativas na redução da dor, medida pela EVA, e na melhoria das capacidades funcionais, medida pela Ptellofemoral Joint Evaluation Scale, em relação à diatermia de ondas curtas e ao exercício isométrico.

b) Hipótese alternativa

O taping medial sobre a rótula na osteoartrite crónica primária do joelho com envolvimento patelofemoral tem uma diferença significativa na redução da dor, medida pela EVA, e na melhoria das capacidades funcionais, medida pela Patellofemoral Joint Evaluation Scale, em relação à diatermia de ondas curtas e aos exercícios isométricos.

3.4 Conceção do estudo

Trata-se de um estudo experimental de pré-teste e pós-teste

a) Estudos de população

Foram recrutados para o estudo 30 doentes que frequentavam um hospital e que preenchiam os critérios de entrada. Foram considerados para o estudo os doentes referenciados por um médico do Serviço de Medicina Geral e Familiar da Universidade de Gurugram e os que cumpriam os critérios de entrada. A idade das amostras estudadas variava entre 55 e 65 anos e os sintomas no joelho variavam entre 1 e 3 anos.

b) Critérios de inclusão

1) 30 doentes com osteoartrite primária crónica do joelho com envolvimento da patela e do fémur encaminhados pelo Serviço de Medicina Geral e Familiar da Universidade de Gurugram

2) Limite de idade entre 50 e 65 anos

3) Tanto homens como mulheres.

4) Joelho unilateral.

5) Alterações radiológicas no joelho típicas de osteoartrite crónica primária com envolvimento da articulação patelo-femoral sem deformidade.

6) Teste negativo para o fator reumatoide.

7) A dor surge predominantemente apenas no joelho.

8) Pacientes com radiografias actuais do joelho para determinar a gravidade da doença e o envolvimento compartimental.

c) Critérios de exclusão

1) Idade inferior a 50 anos e superior a 65 anos.

2) Osteoartrite bilateral do joelho.

3) Osteoartrose secundária do joelho.

4) Doentes com osteoartrite crónica primária da articulação tibiofemoral.

5) Artrite de outra causa, como artrite séptica, artrite psoriática, artrite gotosa, LES.

6) Desequilíbrio muscular.

7) Pronação excessiva da articulação subtalar.

8) Patela alta.

9) Posição do fémur, ou seja, anteversão ou retroversão.

10) Doentes com qualquer doença sistémica.

11) Doença vascular periférica.

12) Doenças da anca ou da coluna vertebral que causam dor no joelho ou à volta do joelho.

13) Qualquer envolvimento ou perturbação neurológica que possa interferir com o tratamento.

14) Condições pós-cirúrgicas.

15) Metais no joelho ou à volta dele.

16) Perda congénita de músculo à volta do joelho.

17) Trauma recente.

d) Método de amostragem

Os sujeitos são escolhidos com base no método de amostragem por conveniência. 30 sujeitos são divididos em grupo experimental e grupo de controlo, com 15 sujeitos em cada grupo.

3.5 Ferramentas de medição

Escala visual analógica, escala de avaliação da articulação patelo-femoral, goniómetro, fita métrica em polegadas.

3.6 Medidas de resultados

a) escala visual analógica (EVA) para a dor

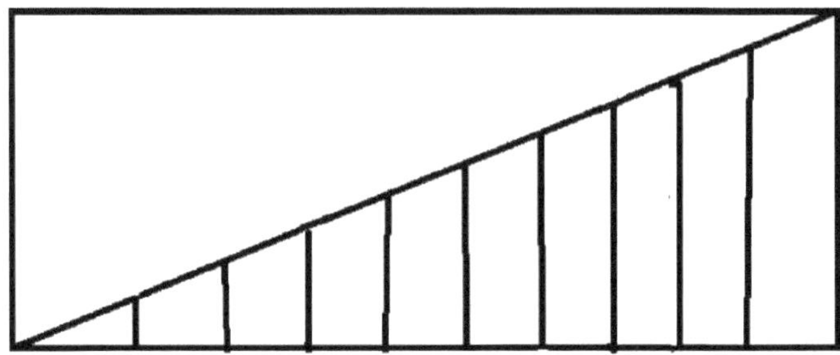

Se o doente colocar um "X" na extremidade esquerda da linha, não há dor.

Sem dor

Dor extrema

Se o doente colocar um "X" na extremidade direita da linha. Então o doente está a indicar que a dor é extrema.

Sem dor

Dor extrema

b) Articulação patelo-femoral Escala de avaliação para avaliação funcional

Consiste na avaliação da claudicação, dispositivos de assistência, subir escadas, crepitação, incapacidade, ceder, dor em inchaço e tem um sistema de pontuação definido. Os resultados funcionais foram avaliados de acordo com a escala de pontuação patelo-femoral. Os resultados excelentes equivalem a 90-100 pontos, bons 80-89, regulares 6079 e maus < 60 pontos.

3.7 Materiais utilizados

Fita branca não elástica, Leucoplast, Micropore, tesouras, cotonetes, conjunto de barbear descartável, agente de limpeza, 4 toalhas, correias,

folhas de registo e ficha de acompanhamento, formulário de consentimento e outros materiais de papelaria.

3.7 O grupo experimental

Foram incluídos neste grupo 15 doentes que satisfaziam os critérios. Este grupo recebeu diatermia de ondas curtas, exercícios isométricos do quadricípete e também uma ligadura medial da rótula durante um período de 7 dias.

Procedimento

a) Diatermia de ondas curtas

- Posição

  Deitado com colocação de almofada contraplanar sobre o joelho.

- Frequência

  Máquina de 50 watts.

- Duração

  15 minutos

- Sessões

  7 dias de tratamento incluindo 1 sessão /dia.

b) Exercício isométrico para os quadríceps

Deitado em decúbito dorsal, peça ao doente para manter a rótula em posição cefálica durante 10 segundos e depois relaxar. A contração é realizada durante 10 repetições com descanso entre elas. Normalmente, realiza-se um total de 50-75 contracções.

c) Procedimento de aplicação de fita adesiva medial

Posicione o doente numa posição sentada longa, relaxada e apoiada, com o joelho alinhado numa posição neutra. A área do joelho a ser ligada com fita adesiva é rapada e limpa. Uma fita branca não elástica com 2,5 cm de largura e 20 cm de comprimento é fixada no bordo lateral da rótula e puxada medialmente. Os tecidos moles são retirados na zona medial da coxa e, em seguida, a fita é fixada ao longo do bordo medial do côndilo femoral. A rótula é ligada com fita adesiva todos os dias durante um período de uma semana. Existem dois tipos de fitas adesivas que são aplicadas no joelho do doente: a primeira fita aplicada é uma fita protetora branca (micropore), que se destina a proporcionar uma superfície firme para a fita mais adesiva; a fita adesiva não deve ser aplicada diretamente na pele. A fita branca adere a uma superfície de pele bem depilada e não oleada. Se a pele ficar irritada com a fita adesiva, o doente deve retirar a fita adesiva e tratar a pele com uma pomada tópica.

Para avaliar o efeito da aplicação da banda adesiva, é realizada uma atividade que provoque dor, como um agachamento simples ou duplo, imediatamente antes da aplicação da banda adesiva e repetida depois.

d) Exercícios em casa

- Conjuntos para quadríceps
- Elevação da perna direita
- Deitado; uma anca e uma flexão do joelho, alongamento do joelho e descida da perna
- Sente-se alto, estique os joelhos.

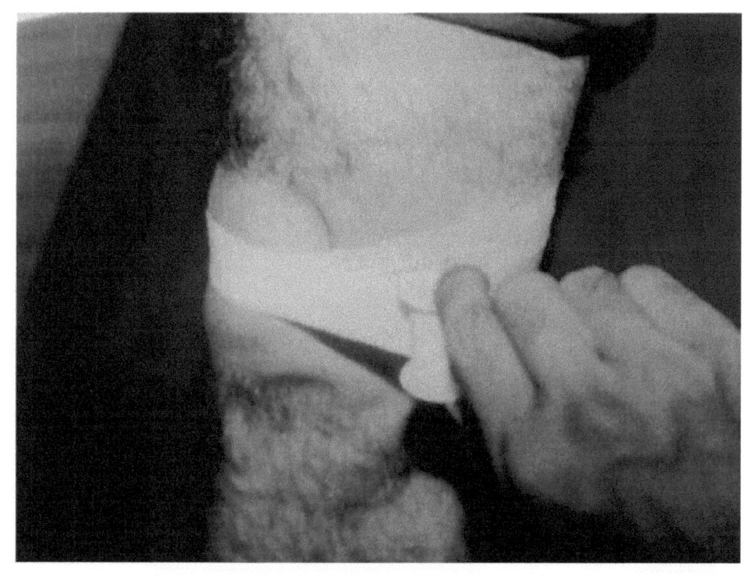

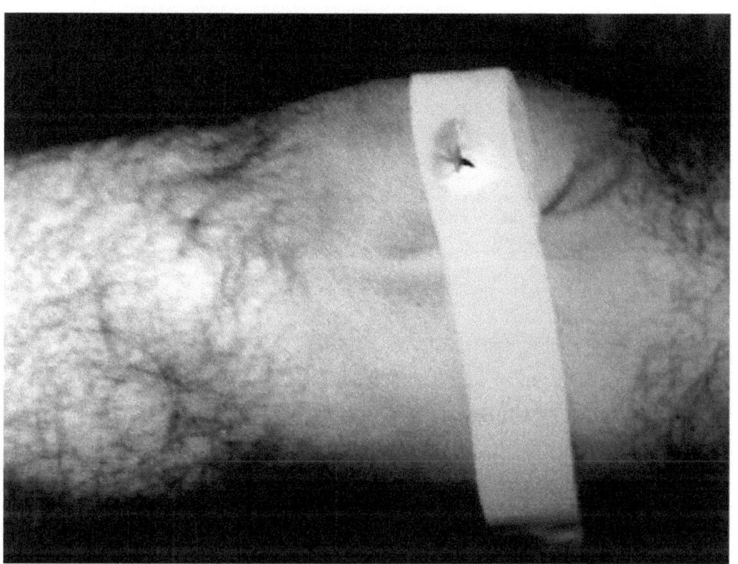

3.9 O grupo de controlo

O grupo de controlo recebeu o mesmo tratamento que o grupo experimental, exceto o procedimento de aplicação de fita adesiva medial. A escala visual analógica para a dor e a incapacidade funcional utilizando a escala de avaliação da articulação patelofemoral foi avaliada no primeiro dia e no dia 7th do tratamento em ambos os grupos.

3.10 Testes estatísticos utilizados

Os testes estatísticos utilizados neste estudo incluem o teste "t" de Student e o teste "t" emparelhado e não emparelhado.

Teste "t" de Student

a) O teste t emparelhado é aplicado aos valores iniciais dos grupos experimental e de controlo e, em seguida, aos valores finais dos grupos experimental e de controlo, para verificar se as duas amostras de grupos independentes foram seleccionadas a partir da mesma população e, assim, fazer com que o resultado obtido seja aceite.

$$t = \frac{\bar{d}}{SD} \times \sqrt{n}$$

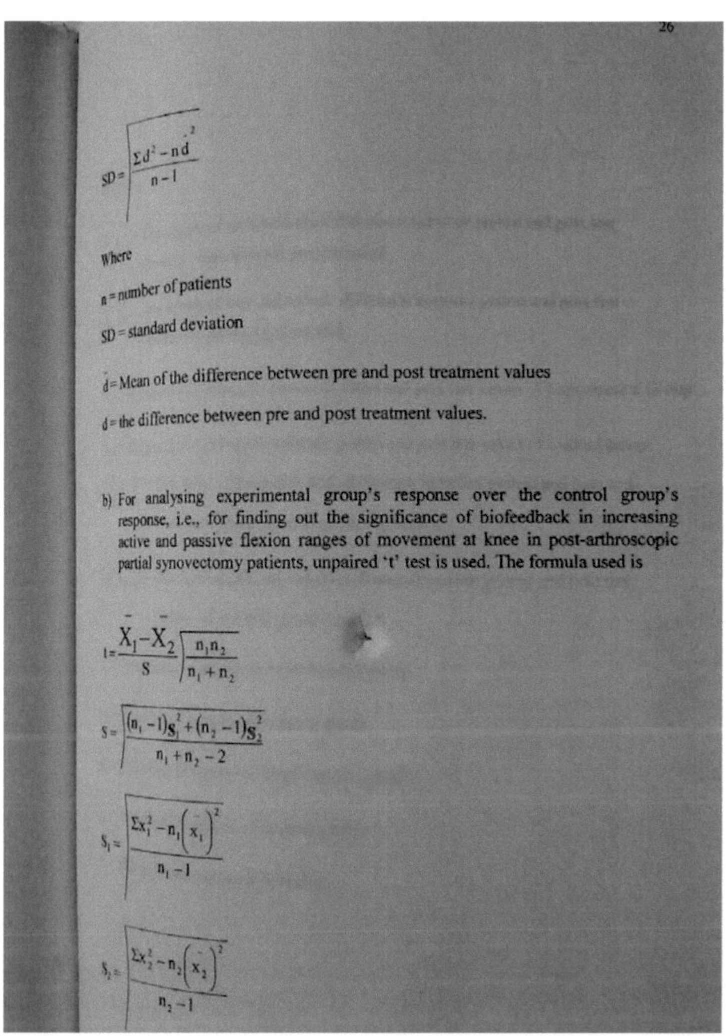

26

$$SD = \sqrt{\frac{\Sigma d^2 - n\bar{d}^2}{n-1}}$$

Where

n = number of patients

SD = standard deviation

$\bar{d}$ = Mean of the difference between pre and post treatment values

d = the difference between pre and post treatment values.

b) For analysing experimental group's response over the control group's response, i.e., for finding out the significance of biofeedback in increasing active and passive flexion ranges of movement at knee in post-arthroscopic partial synovectomy patients, unpaired 't' test is used. The formula used is

$$t = \frac{\bar{X}_1 - \bar{X}_2}{S}\sqrt{\frac{n_1 n_2}{n_1 + n_2}}$$

$$S = \sqrt{\frac{(n_1 - 1)\mathbf{s}_1^2 + (n_2 - 1)\mathbf{s}_2^2}{n_1 + n_2 - 2}}$$

$$S_1 = \sqrt{\frac{\Sigma x_1^2 - n_1\left(\bar{x}_1\right)^2}{n_1 - 1}}$$

$$S_2 = \sqrt{\frac{\Sigma x_2^2 - n_2\left(\bar{x}_2\right)^2}{n_2 - 1}}$$

Onde ,

$\sum x_1^2$ = O quadrado de cada diferença individual entre os valores do pré-teste e do pós-teste do grupo experimental totalizado.

$\sum x_2^2$ =O quadrado de cada diferença individual entre os valores do pré-teste e do pós-teste do grupo de controlo totalizado.

X1 = Média da diferença entre os valores do pré-teste e do pós-teste do grupo experimental.

X2 = Média da diferença entre os valores do pré-teste e do pós-teste do grupo de controlo.

$(\sum x_1)^2$ =O total da diferença individual entre os valores do pré-teste e do pós-teste do grupo experimental ao quadrado.

$(\sum x_2)^2$ = O total da diferença individual entre os valores do pré-teste e do pós-teste do grupo de controlo ao quadrado .

n1 = Número de amostras no grupo experimental.

n2 = Número de amostras no grupo de controlo.

S_1 = Desvio padrão do grupo experimental.

S_2 = Desvio-padrão do grupo de controlo.

S = o desvio-padrão comum.

RESULTADOS E ANÁLISE

RESULTADOS E ANÁLISE

4.1 Representação demográfica dos dados

4.1.1 Quadro I

Variable		Number of patients in experimental group	Number of patients in control group
AGE	50-55yrs	2	5
	55-60yrs	4	6
	60-65yrs	9	4
SEX	MALE	6	7
	FEMALE	9	8
SIDE	RIGHT	11	9
	LEFT	4	6

A tabela mostra a distribuição da idade, sexo e lado no grupo experimental e no grupo de controlo.

4.1.2 Diagrama I (a)

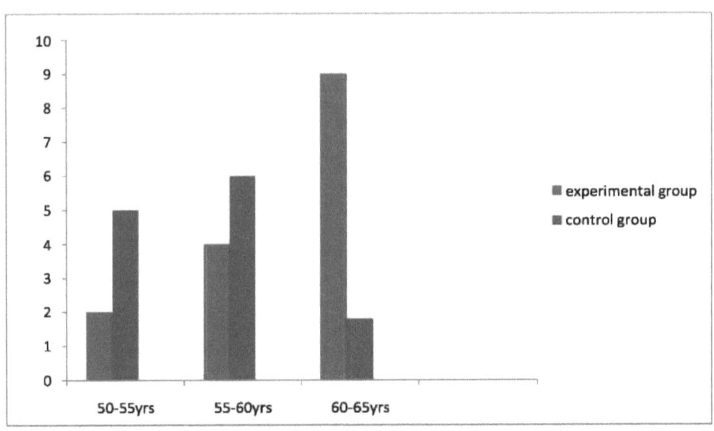

O diagrama mostra a distribuição dos intervalos de classes etárias entre o grupo experimental e o grupo de controlo.

4.1.2 Diagrama 1 (b)

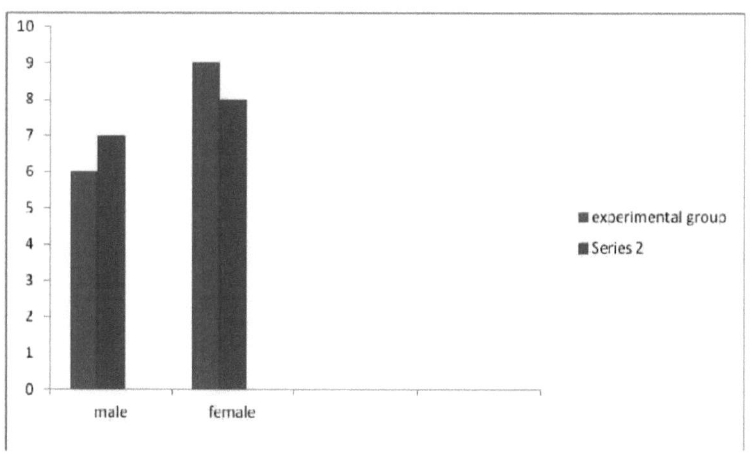

O diagrama mostra a distribuição dos sujeitos na variação de género na artrite patelofemoral.

4.1.2 Diagrama 1(c)

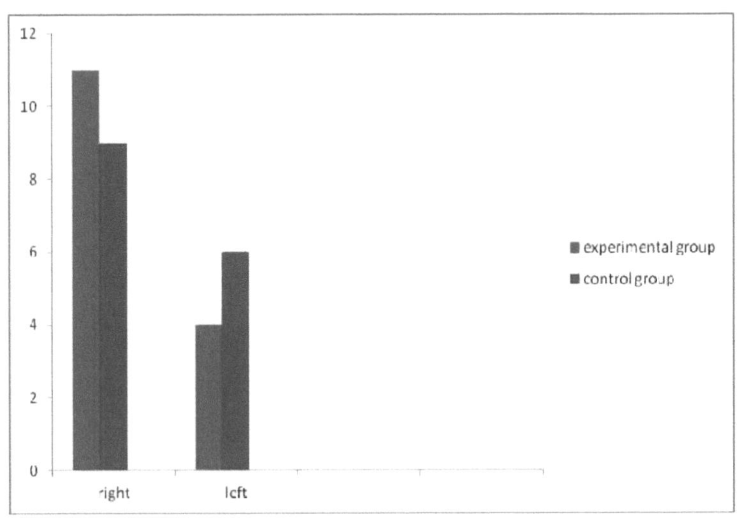

O diagrama mostra a distribuição da variação lateral na artrite patelofemoral

4.1.3 Análise demográfica dos dados

1. Utilizar o teste do qui-quadrado alargado

A. Comparação do número de indivíduos nos intervalos de classes etárias entre o grupo experimental e o grupo de controlo.

- O valor do qui-quadrado alargado calculado (0,63) é inferior ao valor crítico (7,82) a um nível de significância de 5%, o que mostra que não existe uma diferença significativa no número de indivíduos de diferentes idades entre o grupo experimental e o grupo de controlo.

2. Utilizar o teste do Qui-quadrado

A. Comparação do número de indivíduos em variação de sexo entre o grupo experimental e o grupo de controlo.

- O valor do qui-quadrado calculado (0,54) é inferior ao valor crítico (3,84) a um nível de significância de 5%, o que mostra que não existe uma diferença significativa no número de variações individuais de sexo entre o grupo experimental e o grupo de controlo.

B. Comparação do número de indivíduos na variação lateral entre o grupo experimental e o grupo de controlo.

- O valor do qui-quadrado calculado (0,01) é inferior ao valor crítico

(3,84) ao nível de significância de 5%, mostrando que não há diferença significativa no número de indivíduos é variação lateral entre o grupo experimental e o grupo de controlo.

VAS

4.2.3 Análise dos resultados

1. Teste t independente

A. Comparação dos valores do pré-teste dos grupos experimental e de controlo.

- Os valores médios do pré-teste do grupo experimental são 6,78 e os do grupo de controlo são 6,32.
- O valor t calculado (0,872) é inferior ao valor da tabela (t= 2,048) ao nível de significância de 5% para o teste de duas caudas, mostrando que não há diferença significativa entre os dois grupos.

B. Comparação dos valores pós-teste dos grupos experimental e de controlo

- Os valores médios pós-teste do grupo experimental são 5,86 e os do grupo de controlo são 4,7
- O valor t calculado (2,471) é superior ao valor da tabela (t= 2,048) ao nível de significância de 5% para o teste de duas caudas, mostrando que

existe uma diferença significativa entre os dois grupos.

C. Comparação da média da diferença entre os valores do pré-teste e do pós-teste dos grupos experimental e de controlo.

- A média das diferenças (d) entre os valores do pré-teste e do pós-teste do grupo experimental é de 2,07 e a do grupo de controlo é de 0,45.
- O valor t calculado (5,84) é superior ao valor t (t=2,048) ao nível de significância de 5% para um teste bicaudal, mostrando que existe uma diferença significativa entre os dois grupos. Assim, a hipótese nula é rejeitada.

2. Teste dependente

A. Comparação dos valores iniciais e do dia 7 do grupo experimental.

- O valor médio do pré-teste é de 6,78 e o do pós-teste é de 4,7.
- O valor t calculado (7,70) é superior ao valor da tabela (t= 2,145) ao nível de significância de 5% para o teste bicaudal, mostrando que existe uma diferença significativa entre os dois valores.

3. Percentagem da diferença

A percentagem de redução da pontuação VAS em relação ao valor inicial no grupo experimental é de 20% e no grupo de controlo é de 4,6%.

Ao comparar a diferença percentual na redução da EVA entre o grupo experimental e o grupo de controlo, verifica-se uma melhor redução da dor no grupo experimental no final do tratamento.

Escala de avaliação da articulação patelo-femoral

4.3.3 Análise dos resultados

1. Teste t independente

A. Comparar os valores do pré-teste dos grupos experimental e de controlo.

- Os valores médios do pré-teste do grupo experimental são 50,26 e os do grupo de controlo são 52,8.
- Os valores t calculados (0,55) são inferiores aos valores da tabela (t =2,048) a um nível de significância de 5% para um teste bicaudal, mostrando que não há diferença significativa entre os dois grupos.

B . Comparação dos valores pós-teste dos grupos experimental e de controlo.

- O valor médio pós-teste do grupo experimental é de 70,66 e o do grupo de controlo é de 62,86.
- O valor t calculado (2,26) é superior ao valor da tabela (t =2,048) a um nível de significância de 5% para um teste bicaudal,

mostrando que existe uma diferença significativa entre os dois grupos.

C. Comparação da média das diferenças (a) entre os valores do pré-teste e do pós-teste dos grupos experimental e de controlo.

- A média das diferenças (d) entre os valores do pré-teste e do pós-teste do grupo experimental é de 20,4 e do grupo de controlo é de 10,07.
- O valor t calculado (3,62) é superior ao valor da tabela (t=2,048) a um nível de significância de 5% para um teste bicaudal, mostrando que existe uma diferença significativa entre os dois grupos, pelo que a hipótese nula é rejeitada.

3. Teste t dependente

A. Comparação dos valores iniciais e do 7º dia do grupo experimental.

- O valor médio do pré-teste é de 50,26 e o do pós-teste é de 70,66.
- O valor t calculado (9,04) é superior ao valor da tabela (t=2,145) a um nível de significância de 5% para o teste de duas caudas, mostrando que existe uma diferença significativa entre os dois valores.

B. Comparação dos valores iniciais e do 7º dia do grupo de controlo.

- O valor médio do pré-teste é de 52,8 e o do pós-teste é de 62,86.
- O valor t calculado (5,73) é superior ao valor da tabela (t=2,145) ao nível de 5% de
  significância, mostrando que existe uma diferença significativa entre os dois valores.

3. Percentagem da diferença

A percentagem de aumento da classificação da escala funcional da articulação patelo-femoral em relação ao valor inicial no grupo experimental é de 20,4% e no grupo de controlo é de 10,06%.

Ao comparar a diferença percentual no aumento da classificação da escala funcional patelofemoral entre o grupo experimental e o grupo de controlo, verifica-se uma melhor melhoria no grupo experimental no final do tratamento.

DISCUSSÃO

O estudo é um ensaio controlado e aleatório para comparar a eficácia da técnica de taping com a diatermia de ondas curtas e o exercício isométrico do quadríceps na artrite patelofemoral crónica do joelho.

A análise do número de indivíduos no intervalo de classes de idade entre o grupo experimental e o grupo de controlo, utilizando o teste do Qui-quadrado alargado, revela que existem diferenças gerais no grupo e que o agrupamento de indivíduos no grupo experimental e no grupo de controlo não está significativamente associado ao intervalo de classes de idade.

A análise do número de indivíduos em termos de variações de sexo e de lado entre o grupo experimental e o grupo de controlo, utilizando o teste do Qui-quadrado, revela que não existe uma diferença significativa em termos de sexo e de distribuição lateral entre ambos os grupos. A análise da alteração média da dor no joelho revelou uma diferença estatisticamente significativa, ao nível de 5% de significância, no grupo experimental que recebeu taping juntamente com diatermia de ondas curtas, exercícios isométricos para o quadríceps e exercícios em casa, em comparação com o grupo de controlo que recebeu apenas diatermia de ondas curtas, exercícios isométricos para o quadríceps e exercícios em casa.

A análise da alteração média da função do joelho utilizando a Patellofemoral Joint Evaluation Scale revelou uma diferença estatisticamente significativa ao nível de 5% de significância no grupo experimental que recebeu taping juntamente com diatermia de ondas curtas, exercícios isométricos para o quadríceps e exercícios em casa do que o grupo de controlo que recebeu apenas diatermia de ondas curtas, exercícios isométricos para o quadríceps e exercícios em casa.

Os resultados obtidos após a análise da dor no grupo experimental mostram que há uma redução de 15,4% da dor, o que é estatisticamente significativo nos pacientes que receberam a técnica de taping em comparação com o grupo de controlo no final do 7º dia. A análise dos resultados relativos à Patellofemoral Joint Evaluation Scale nos grupos experimentais mostra uma melhoria significativa de 20,4% no final do 7º dia.

Os resultados obtidos após a análise da dor no grupo de controlo mostram uma melhoria de 4,6% no final do sétimo dia, utilizando apenas a diatermia de ondas curtas e o exercício para os quadríceps.

A análise dos resultados entre os valores do pré-teste e do pós-teste do grupo de controlo relativamente à Ptellofemoral Joint Evaluation Scale mostra que existe uma melhoria da função do joelho de 10,6% após a diatermia de ondas curtas e o exercício do quadricípite no 7º dia.

Assim, a análise estatística pós-teste dos resultados do grupo experimental comparados com os resultados do grupo de controlo mostra a superioridade da técnica de taping juntamente com a diatermia de ondas curtas e o exercício quadeiceps na artrite patelo-femoral para melhorar a dor e a função, o que permite a rejeição da hipótese nula.

Os melhores resultados no grupo experimental podem dever-se ao efeito da técnica de aplicação de bandas adesivas, que permite reduzir a pressão sobre a faceta lateral da articulação e, por conseguinte, evitar também o deslocamento da rótula. A redução da dor também se deve ao efeito da diatermia de ondas curtas no aumento da vasodilatação, no aumento da taxa de condução nervosa e na elevação do limiar da dor. A melhoria da pontuação funcional deve-se à alteração da força muscular, à aceleração da atividade enzimática e ao aumento da extensibilidade dos tecidos moles devido ao fortalecimento isométrico do quadríceps.

A osteoartrite do joelho apresenta-se como um grave problema de saúde, a combinação do seu efeito no doente e os procedimentos terapêuticos utilizados produzem um enorme fardo para a sociedade. Procedimentos simples e seguros de tratamento físico podem ser de grande valor e podem ser combinados com outras intervenções simples e não invasivas, como a aplicação de fita adesiva, a fim de melhorar a condição do doente. Após uma instrução mínima, os doentes são capazes de aplicar a sua própria fita adesiva patelar, o que lhes proporciona um meio de tratamento fácil e de baixo custo, sob o seu próprio controlo. O alívio dos sintomas pode ser mantido através de exercícios simultâneos para fortalecer a parte medial do músculo quadricípite, de modo a realinhar permanentemente a patela.

LIMITAÇÕES E SUGESTÕES

Limitações

- O estudo foi efectuado durante um curto período de tempo.
- A dimensão da amostra selecionada para o estudo foi reduzida.
- Foram utilizados parâmetros limitados de medidas de resultados.
- Não foi feito qualquer acompanhamento.
- Todas as medições foram efectuadas pelo próprio investigador, pelo que é de esperar que haja um desvio.
- Não se procedeu à ocultação dos procedimentos, o que poderia influenciar a medição efectuada.
- Todas as medidas foram tomadas manualmente, o que pode introduzir erros humanos

o que pode afetar a fiabilidade do estudo.

Este estudo foi efectuado durante um período relativamente curto de 7 dias e não prova que o taping seja seguro ou eficaz a longo prazo.

Sugestões

- ✓ Para tornar os resultados mais válidos, pode ser efectuado um estudo a longo prazo.

- ✓ Para estabelecer a eficácia do tratamento, é necessário efetuar um estudo com uma amostra de grandes dimensões.

- ✓ A utilização de uma medida de resultados funcionais diferente poderia tornar este estudo mais valioso.

- ✓ Um acompanhamento poderia garantir a eficácia a longo prazo do tratamento efectuado.

- ✓ A ocultação dos procedimentos poderia melhorar a fiabilidade dos resultados.

- ✓ Devem ser realizados mais ensaios para investigar o taping noutros grupos de doentes, com períodos mais longos de taping, e para testar os custos e benefícios relativos desta e de outras intervenções na osteoartrite do joelho.

RESUMO

Este estudo foi realizado com o objetivo de investigar o efeito da técnica de taping medial e a sua possível aplicação na reabilitação do quadricípete, particularmente na artrite patelofemoral. O tratamento padrão da artrite patelofemoral inclui diatermia de ondas curtas e exercício estático do quadricípite, o que é apoiado por estudos e literaturas anteriores.

Neste estudo, foram seleccionados 30 doentes com idades compreendidas entre os 50 e os 65 anos, com um historial de artrite da rótula femoral com uma duração de 6 meses a 2 anos. A amostra era constituída por 17 mulheres e 13 homens, sendo que todos os indivíduos apresentavam sintomas unilaterais. Os trinta indivíduos foram divididos em dois grupos de 15 cada e designados por grupo experimental e grupo de controlo. Ambos os grupos foram tratados com diatermia de ondas curtas e exercícios estáticos para o quadríceps. O grupo experimental recebeu ainda uma técnica de taping medial. A duração do tratamento foi de 7 dias para ambos os grupos. As medidas de resultado tomadas foram a dor e a escala de avaliação da articulação patelo-femoral, que foram registadas antes e depois do tratamento. Os valores pré e pós-teste foram testados estatisticamente utilizando o teste t para determinar o seu nível de significância.

Os resultados mostraram que o grupo experimental foi melhor do que o grupo de controlo na redução da dor e na melhoria da capacidade funcional.

CONCLUSÃO

O estudo analisou uma descoberta significativa e consistente sobre a aplicação da banda adesiva medial no tratamento da dor na artrite patelo-femoral, levando a uma redução dos sintomas de dor e a uma melhoria da função. Apesar de as provas que sustentam o mecanismo de redução da dor através da aplicação da banda adesiva medial continuarem a ser tão evasivas como a própria causa da dor patelo-femoral, os efeitos positivos da aplicação da banda adesiva medial justificam a sua utilização contínua no departamento de fisioterapia.

Embora se possa argumentar que os mecanismos subjacentes a muitas técnicas de tratamento não são conhecidos, é importante reconhecer que a procura contínua de provas de apoio é fundamental. A continuação da investigação serve para clarificar o debate sobre essas intervenções e também pode levar o investigador a métodos de tratamento ainda mais eficazes, através de uma melhor compreensão dos seus efeitos.

O significado clínico da redução da dor também tem impacto na área do exercício, uma vez que tem um efeito inibitório na qualidade da contração muscular e é conhecido por ser um fator principal na limitação da função. O taping patelar diminui a dor patelo-femoral, permitindo assim um maior movimento funcional.

A aplicação de fita adesiva na rótula é um método simples, seguro e barato para aliviar a dor a curto prazo em doentes com osteoartrite da articulação patelo-femoral.

REFERÊNCIAS

1. Austin K. et al, Illustrated guide to taping techniques, Woife publications, Landon, 1994.
2. Bruce H. Green yield, "Rehabilitation of the knee- A problem solving approach,FAS Davis company,1993:216-223.
3. Brotzman, S.Brent., "Clinical orthopaedic rehabilitation", Mosby's Series 1996.
4. CyriaxJames, Textbook of Orthopaedic Medical Diagnosis of soft tissue injuries, Vol.I 8th Edn., Tindall,London, UK.1982.
5. Carolyn M.Hicks, PracticalResearch methods for fisioterapeutas; Churchill Livingston, 1998.
6. David G. Magi (1997), Orthopaedic physical assessment, C.V. Mosby Company; Philadelphia, 474.
7. Grana (eds.), The knee-form, function, pathologyand tratamento, Filadélfia, W.B.Saunders Co., 1993.
8. GraysH ., Anatomy of theHuman Corpo Humano, Zeee Febiger, Filadélfia, 1966.
9. Hollis, M. (1981), Practical exercise therapy, 2nd edition, Blackwell scientific publications limited, Oxford.
10. James A . Gould, Fisioterapia ortopédica e desportiva;

Mosby's physical therapy series, 442-445.

11.Kapandji I.A., The physiology of joints,Vol. II, Churchill-Livingstone, Edinborgh ,1970.

12.Maria Zulga et al (1995), Fisioterapia desportiva, 1st Edition; 593602.

13.Maitland, G.D. (1977), Peripheral manipulation, 2nd edition ,Butterworth, Heinmann, London.

14.Norkin C., e Lavangia,P., Joint Structure and function - A Comprehensive Analysis. F A Davis, Philadelphia,1983.

15.Rene Calliet, " Knee pain and disability", Jaypee Brothers Medical publishers (P) Ltd., Nova Deli, páginas 191-200.

16.Robert A. Donatelli, Differential soft tissue diagnosis: 3rd edition, 372-378.

1 7.Stuart L Weinstein e Joseph B. Buchwalter, ' Turke's Orthopaedics': JB,

18. Lippincott Company ,5th edition ; 572-612.

19.Susan B.O , Sullivan, "Physical Rehabilitation "- Assessment and Treatment", 4th edition, F A Davis Company, 2001.

20.Antich, T J e Brewster, C E; Modificação dos exercícios do músculo quadríceps femoris durante a reabilitação do joelho, Phy., Ther.66:1246,1986.

21.Blackburn T., Craig E; Knee anatomy: a brief revie. Fisioterapia.

60:1556, 1980.

22. Brantigan O , Voshell A: The mechanics of the ligaments and menisci of the knee joint.J Bone Joint Surg 23:, 1941.
23. Chastin P B: O efeito do calor profundo na força isométrica.Phys. Ther.1978; 58(5):543-546.
24. Documents, SA e Goble,EM;The effect on exercise on patellar tracking in lateral patellar compression syndrome American Journal of Sports Medicine 20:434,1992.
25. Ennecking W., Horowitz M: Os efeitos intra-articulares da imobilização no joelho humano. J Bone Surg.54A:973,1972.
26. Fisher,NM et al: Muscle rehabilitation: its effect on muscular and funcitional performance of patients with knee arthritis.Arch Phys.Med.Rehabil.72:367, 1991.
27. Goats GC: Diatermia contínua de ondas curtas (radiofrequência) Br.J.Sports Med.1989;23;123-127.
28. Good fellow JW ,Hyngerford DS ,Woods C: Patellofemoral joint mechanics, pathology and funcitional anatomy of thepatellofemoral joint.Bone joint Surg.58A:287-290,1976.
29. Martin Je,Mc Callium HM, Strelley S,et al:Campos electromagnéticos de equipamento de diatermia terapêutica: A review of hazards and precautions. Physiotherpy 1991;77(1):3-7.

30. Montgomery J ,Steadman J,Rehabilitation of the injured knee (Reabilitação do joelho lesionado). Clin Sports Med 4:333,1985.

31. Maquet P: Mecânica da osteoartrite da articulação patelo-femoral. Clin Orthop 144:70-73, 1979.

32. Malone T, Blackburn T , Wallace L: Knee rehabilitation, Phys. Ther. 66:54, 1980.

33. Paulos , L. et al: Desalinhamento da patela: A treatment rationale. Phys Ther 60: 1624,1980.

34. Radin EL : Uma abordagem racional para o tratamento da dor patelo-femoral.Clin. Orthop.144:107-109,1979.

3 5.Silverman DR, Pendleton LA : A comparison of the effects of continuous and pulsed short wave diathermy on peripheral circulation.Arch Phys.Med. Rehabil 1988; 69:1017-1020.

36. Verrier M., Falconer K., Crawford SJ: Uma comparação da temperatura dos tecidos após duas técnicas de diatermia por ondas curtas. Fisioterapia, Canadá 1977; 29(1):21-25.

37. Wyper DJ, Mc Niven DR: Effects of some physiotherapeutic agents on skeletal muscle blood flow: physiotherapy 1976;60(10)309-310.

38. Woodall W., e Welsch, J.: A biomechanical basis for rehabilitation programmes involving the patellofemoral joint. Journal of orthopaedic and sports physical therapy 11:534,1990.

39. Wadsworth H., Chanmugam A : Agentes electrofísicos em Fisioterapia, New South Wales, Áustria, Science Press, 1980.

APÊNDICE

APÊNDICE-1

FORMULÁRIO DE AVALIAÇÃO

Name: **Age:** **Date:**

Address: **Sex:**

Occupation/Position:

Date of onset: **Spontaneous/General**

Complaints :

Past History :

Previous surgery (if any) :

Symptoms :

Day 1 **Day 7**

Pain :

- **VAS rating**
- **Location**
- **Type**
- **Severity**
- **Activity related**
- **Post- activity**

Swelling :

Symptoms associated with any ADL :

- **Sitting**
- **Squating**
- **Arising**
- **Kneeling**

Range of Motion

- **Active**

  Flexion :

  Extension :

- **Passive**

  Flexion :

  Extension :

Muscle Testing

- **Quadriceps**
- **Hamstring**

Instability test :

- **Drawer's test :**
- **Mc . Murray test :**
- **Lachman's test :**
- **Medial – Lateral Instability**

Test :

Extensor lag ; (Y/N)

Funcitional assessment :

- **Patellofemoral Joint evaluation Scale.**

APÊNDICE - II

ESCALA DE AVALIAÇÃO DA ARTICULAÇÃO PATELO-FEMORAL

	Points
LIMP	
None	**5**
Slight or episode	**3**
Severe	**0**
ASSISTIVE DEVICES	
None	**5**
Cane or brace	**3**
Unable to bear weight	**0**
STAIR CLIMBING	
No problem	**20**
Slight impairment	**15**
Very slowly	**10**
One step at a time , always same leg first	**5**
Unable	**0**

CREPITATION

None	5
Annoying	3
Limits activities	2
Severe	0
	points

INSTABILITY , " GIVING WAY"

Never	20
Occasionally with vigorous activities	10
Frequently with vigorous activities	8
Occasionally with daily activities	2
Every day	0

SWELLING

Never	10
After vigorous activities only	5
After walking or mild activities	2
Constant	0

PAIN

None	35

Occasionally with vigorous activities 30

Marked with vigorous activities 20

Marked after walking 1 mile or mild 1

Moderate rest pain

Marked with walking <1 mile 10

Constant and severe 0

- **Functional results were assessed according to the patellofemoral scoring scale.**

Excellent results equal 90-100 points , good 80-89 , fair 60-79 ,and poor <60 points.

APÊNDICE -III

EXERCÍCIOS INTERNOS

APÊNDICE- IV

I ………………………………….. voluntarily consent to participate in the research study named **"The effect of medial taping of patella inchronic primary osteoarthritis of the knee with patellofemoral involvement".**

The researcher has explained the treatment approach and the risk of participation and has answered my questions related to the researchto my satisfaction.

Participant's signature: **Signature of Witness :**

Signature of researcher :

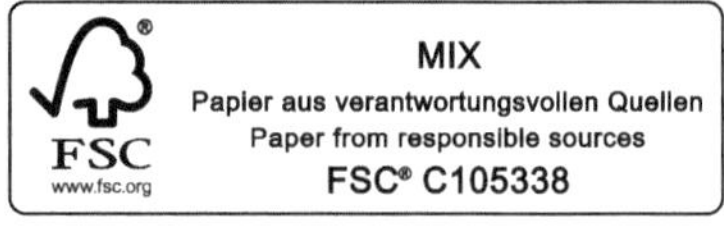

Printed by Books on Demand GmbH, Norderstedt / Germany